AF610724

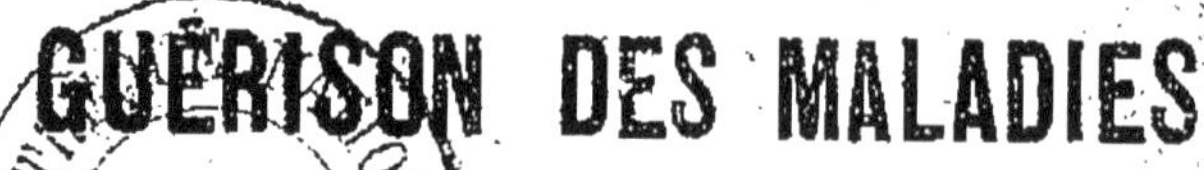

GUÉRISON DES MALADIES

PAR

LE FLUIDE MAGNÉTIQUE ÉPURÉ

Par le guérisseur LOUIT

> Je n'ai ni or ni argent, mais ce que Dieu m'a donné, je vous le donne : Levez-vous et marchez...
>
> (Saint Luc, ACTES DES APOTRES, ch. III.)

PRIX : 50 centimes

EN VENTE A PARIS

A la LIBRAIRIE du MAGNÉTISME, 66, rue des Lombards

et chez l'Auteur, 59, rue du Cardinal-Lemoine

GUERISON DES MALADIES

PAR

LE FLUIDE MAGNÉTIQUE ÉPURÉ

GUÉRISON DES MALADIES PAR LE FLUIDE MAGNÉTIQUE ÉPURÉ

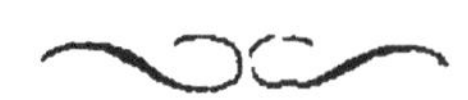

CHAPITRE PREMIER

Guérir, tel doit être le but suprême du Guérisseur!

Le magnétisme considéré comme cause, étant inhérent à l'organisme, remonte nécessairement à l'apparition de l'homme sur la terre ; envisagé dans ses effets, son origine est moins ancienne, mais elle n'en remonte pas moins aux temps les plus reculés.

L'Egypte, l'Inde, la Judée, Rome et les Gaules connaissaient l'influence de l'homme sur l'homme et de l'homme sur lui-même.

C'est par l'influence de la volonté que

l'homme exerce sur lui-même, que certains individus peuvent rester un laps de temps considérable dans les positions anormales qui les font quelquefois considérer comme saints.

C'est également par une volonté forte, provoquant une magnétisation inconsciente, que les saint Jean de Pathmos, sainte Thérèse, saint Siméon Stylite, Swédenborg et tant d'autres extatiques ont pu entrer en communication avec le monde invisible.

A l'ombre du sacerdoce, les prêtres de l'antiquité, à la fois médecins, juges, sorciers et devins, exerçaient dans les temples la pratique du magnétisme.

La volonté de ces dépositaires sacrés de la science divine, aidée de la confiance des malades, opéraient des guérisons appelées miraculeuses, attribuées quelquefois à Isis, à Vulcain, mais le plus ordinairement à la même divinité connue sous le nom de Sérâpis par les

Egyptiens, d'Esculape par les Grecs et les Romains.

Les monuments échappés aux ravages du temps et aux coups des guerriers nous l'attestent d'une façon indiscutable.

Les hiéroglyphes du temple d'Isis, les inscriptions des tables sacrées et de nombreux bas-reliefs nous en montrent la pratique sous ses formes les plus variées.

Galien, Strabon, Diodore de Sicile et plusieurs autres nous disent que les Egyptiens allaient dormir dans le temple pour recouvrer la santé. Ce dernier qui étudia profondément les mystères isiaques nous donne, entre autres, un exemple de révélation assez semblable à celles que font aux malades nos somnambules modernes :

« Les prêtres égyptiens prétendent, dit-il, » que, du sein de son immortalité, Isis se » complaît à indiquer aux hommes, dans leur

» sommeil, les moyens de guérison ; elle in-
» dique à ceux qui souffrent les remèdes pro-
» pres à leurs maux. La fidèle observation de
» ses prescriptions a guéri d'une manière sur-
» prenante des malades abandonnés des mé-
» decins. »

Dans son *Traité des Mystères égyptiens*, Jamblique nous dit qu'on reçoit dans le temple d'Esculape des songes à l'aide desquels les malades sont guéris et que l'art de la médecine ne s'est formé que par ces songes divins ; puis parlant en ces termes de la lucidité somnambulique, il dit : « Le moment venu, nous
» entendons une voix entrecoupée qui nous
» enseigne ce que nous devons faire. Souvent
» cette voix frappe notre oreille dans un état
» intermédiaire entre la veille et le sommeil.
» Quelques malades sont enveloppés d'un
» esprit immatériel que leurs yeux ne peuvent
» apercevoir, mais qui tombe sous un autre

» sens. Il n'est pas rare qu'il se répande une » clarté douce et resplendissante, qui oblige » à tenir les yeux fermés. Ce sont là positi- » vement les songes divins envoyés dans l'état » mitoyen entre la veille et le sommeil. »

Quant à la lumière répandue dans l'intérieur du temple, on pourrait l'attribuer à un subterfuge des prêtres ; mais, dans tous les cas, les révélations n'en avaient pas moins lieu.

L'auteur le plus affirmatif des phénomènes magnétiques chez les Egyptiens, c'est Prosper Alpini. Il parle, en ces termes, des passes employées par les magnétiseurs modernes, et du somnambulisme :

« Les frictions médicales, dit-il, et les fric- » tions mystérieuses étaient les remèdes se- » crets dont les prêtres se servaient pour les » maladies incurables. Après de nombreuses » cérémonies, les malades, enveloppés de

» peaux de bélier, étaient portés dans le » sanctuaire du temple, où le dieu leur ap- » paraissait en songe et leur révélait les re- » mèdes qui devaient les guérir. Lorsque les » malades ne recevaient pas les communica- » tions divines, les prêtres s'endormaient pour » eux, et le Dieu ne leur refusait pas le bien- » fait demandé. »

On voit que l'art de guérir remonte à une très haute antiquité, et qu'il est impossible de lui assigner une date précise.

Comme les prêtres de l'antiquité, plusieurs souverains n'ont pas cru déroger et flétrir leur dignité en s'occupant, sans le connaître, du magnétisme. Exemples : Pyrrhus, roi d'Epire, faisait cesser les engorgements de la rate en promenant ses doigts sur la partie malade ; Tibère guérissait de la surdité ; Vespasien, des ophtalmies ; et Adrien, au rapport de Pline, dissipait l'hydropisie en appliquant ses mains sur le ventre du malade.

Au moyen-âge, la croyance populaire attribuait aux rois de France le don de guérir des écrouelles en les touchant. Dès le lendemain de son sacre, le roi touchait les malades en leur disant : « *Dieu te guérisse, le Roi te touche.* »

Cet usage remonte à Robert le Pieux, qui l'avait reçu, dit-on, de Saint-Marceau. Depuis lors, Louis IX, Louis XVI et, au rapport de plusieurs, Charles X, sont les souverains qui ont eu le plus de réputation comme guérisseurs.

Plusieurs rois d'Angleterre se distinguèrent également par leurs cures merveilleuses.

Au XVIIe siècle, le célèbre écossais Gréatrakes acquit une réputation immense comme guérisseur.

Vers la fin du XVIIIe siècle, Gassner

remplit l'Allemagne, la France et la Suisse des succès prodigieux qu'il obtint au moyen de la volonté.

Aujourd'hui, la guérison par l'imposition des mains, et par des remèdes magnétisés, est un fait admis et suffisamment démontré.

D'ailleurs, l'expérience de chaque jour prouve que le magnétisme est une vérité incontestable : le somnambulisme, l'extase, la catalepsie, etc., en sont les conséquences directes.

Ces phénomènes curieux ont été produits chez tous les peuples et à toutes les époques de leur histoire ; mais c'est surtout chez les sauvages et au milieu des peuples à demi civilisés, c'est-à-dire à l'état de nature, qu'ils se sont produits le plus souvent. D'un autre côté, les historiens de l'antiquité, d'accord avec les voyageurs modernes, nous donnent des preuves irrécusables que les hommes que nous appelons improprement des sorciers et des magiciens ont produit et produisent encore des phénomènes bizarres, presque incroyables, qui ne sont dus qu'à l'action de la volonté. C'est par cette action que les fakirs de l'Inde se plongent d'eux-mêmes dans une insensibilité cataleptique que rien saurait déranger, et qu'ils se tiennent, pendant des journées entières, dans des positions si anormales, que ceux qui voudraient l'expliquer par les lois connues de l'équilibre, seraient bientôt déroutés.

Aucun peuple n'a peut-être poussé plus loin que les Indiens l'étude et la pratique sur l'insensibilité cataleptique. D'après M. Jobard, conservateur du Musée de Bruxelles et auteur de plusieurs ouvrages estimés, des hommes consentiraient encore à se faire enterrer vivants. Dans une note que ce savant adressait à l'Académie des sciences de Paris en 1860 il prétendait faire remplacer la peine de mort habituelle par la *cataleptisation*, afin, disait-il, de pouvoir rappeler à la vie ceux que la justice a frappés par erreur.

Comme preuve de la possibilité de cette mesure, il assurait que dans l'Inde, des hommes de la classe des parias ou des chameliers, habitués à ce métier, pour une somme souvent minime, sont toujours prêts à se laisser enfouir pour un temps voulu, pourvu qu'on leur donne deux jours à l'avance pour se préparer, et qu'on s'engage à laisser faire à leurs camarades les préparatifs de l'enterrement et du *rappel à la vie*.

Voici l'expérience : après avoir plongé le sujet dans un état complet de catalepsie, on le coud dans un linceul (le plus imperméable est le mieux), on le met dans un double cercueil, le dernier en plomb, bien soudé, si l'expérience doit être longue.

Le tout est ensuite mis en terre; des amis du sujet sont préposés à sa garde, et l'exhumation a lieu à l'époque convenue. Après avoir desserré les dents du patient, on lui introduit quelques gouttes de rhum dans la bouche, on lui souffle dans les narines, sur le front, sur les yeux, à peu près comme pour le réveil somnambulique; puis il revient à la vie, reçoit son salaire et..... va se faire enterrer ailleurs.

CHAPITRE II

Revenant à l'art de guérir à proprement dit, je dirai que la puissance magnétique, cet agent de la volonté existe chez l'homme à l'état latent, et que cette faculté acquiert plus ou moins de développement en l'exerçant par la pratique. Mais, de ce qu'un magnétiseur produit des effets de magnétisme remarquables, qui se traduisent souvent par le somnambulisme, l'extase, la catalepsie et les phénomènes d'attraction et de répulsion, il ne s'en suit pas pour cela qu'il possède les qualités requises pour guérir : il produit un phénomène, voilà tout !

Comme il est des magnétiseurs qui, sur les malades, ne produiront que des effets peu marqués, il est des guérisseurs qui possèdent à un très haut degré la faculté de guérir.

Le véritable guérisseur, celui qui ne songe qu'à employer la force fluidique dont la nature l'a doué, ne cherche qu'à déverser cette force sur le malade soumis à ses soins. Il s'appuie sur la Providence qui l'inspire et sait lui donner la force suffisante pour agir utilement. Il sait que tout ce qu'il produit n'est pas exclusivement dû à lui-même, ou que la force magnétique dont il est capable lui est en partie fournie par des puissances d'une nature autre que la sienne, c'est-à-dire par les intelligences supérieures d'un monde invisible qui ne tombe pas sous nos sens grossiers et imparfaits.

De cette façon, il est nécessaire que chacun sache que la faculté de guérir peut se développer chez tous; mais qu'elle ne se rapproche d'autant plus de la perfection que celui qui s'y attache est plus dégagé de la matière, et s'appuie davantage sur ses guides spirituels.

Cette faculté demeure chez nous à l'état latent; mais il est rare qu'elle arrive, à un état, même éloigné de la perfection.

De cette façon, on comprendra facilement que les fluides les mieux tamisés, les mieux épurés soient les plus salutaires, puisqu'ils sont inhérents à la nature des esprits qui veulent bien nous prêter leur concours, à la condition toutefois que nous n'emploierons cette force que pour produire de bonnes actions.

Pour arriver à ce résultat, il faut se détacher autant que possible des biens matériels et des jouissances d'ici-bas, se livrer à la prière, à l'invocation et à la pratique des bonnes œuvres.

Mais pour prier, et surtout pour prier avec ferveur, il faut avoir la foi et l'humilité; et encore qu'on ne cherche pas à arriver au but que l'on veut atteindre qu'avec des idées de bienveillance et d'humanité.

Je dis donc et je répète que le guérisseur est soumis à des conditions morales, qui sont quelquefois indépendantes de sa volonté, et que sa faculté s'exercera d'autant plus utilement qu'il priera avec plus de ferveur et de confiance, et qu'il sera pénétré que la pureté d'intention dont il sera animé, doit être l'une de ses meilleures garanties.

Malgré cela, pour obtenir une guérison prompte, il est encore nécessaire que les malades qui sont atteints de maladies incurables, ou du moins, qualifiées comme telles par la médecine classique, s'unissent d'intention et désirent se guérir aussi ardemment que le peut désirer le guérisseur.

A chaque fois que la confiance et la foi sont égales entre le guérisseur et le malade, ou du moins, dans la plupart des cas, il se produit des guérisons tellement merveilleuses que l'ignorance des lois de la nature peut les faire qualifier de miraculeuses.

Contrairement à certains magnétiseurs, je ne magnétise presque jamais la partie malade; mais je magnétise les remèdes ou onguents que je prépare. Ceux-ci sont composés de plantes dites *simples*, et dont les propriétés sont connues; j'ajoute à ces propriétés naturelles de la plante, celles d'un magnétisme vivifiant et réparateur, en concentrant les fluides dans la préparation.

C'est une double garantie, qui, d'ailleurs, m'a déjà donné les plus meilleurs résultats et qui m'a permis d'obtenir la guérison de bien des malades abandonnés comme incurables par la médecine classique.

Je reçois chez moi, tous les jours, de 1 heure à 5 heures, les malades qui désirent me consulter, et je corresponds avec ceux qui sont éloignés. Dans l'un et l'autre cas, j'ai déjà obtenu des résultats dont tout autre serait tenté de s'enorgueillir.

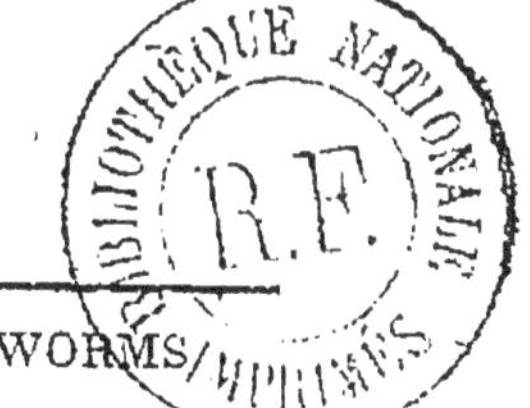

ARGENTEUIL. — IMPRIMERIE P. WORMS

EN VENTE A LA MÊME LIBRAIRIE

BARON DU POTET. **Le magnétisme opposé à la médecine.** Histoire du magnétisme en France et en Angleterre, 1840, 1 vol. in-8, 6 fr.; par la poste, 7 fr.

— **La magie dévoilée,** ou principes de sciences occultes, 1 vol. in-4, 1875, 100 fr.; par la poste, 102 fr.

Cet ouvrage, dont toute reproduction est interdite, n'est délivré qu'avec un ENGAGEMENT pris envers l'auteur.

— **Traité complet de magnétisme animal.** COURS EN 12 LEÇONS. 4e édition, revue, corrigée et considérablement augmentée, 1879, 1 vol., 8 fr.; par la poste, 9 fr.

— **Manuel de l'Etudiant magnétiseur,** ou nouvelle instruction pratique sur le magnétisme, 4e édition, 1868, 1 vol, gr. in-8, avec 18 figures, 3 fr. 50; par la poste, 4 fr.

DELEUZE. **Instruction pratique sur le magnétisme animal,** précédée d'une notice sur la vie et les ouvrages de l'auteur, et suivie d'une lettre d'un médecin étranger, 1853, 1 vol. in-12, 3 fr. 50; par poste, 4 fr.

ELIPHAS LEVI. **Dogme et rituel de la haute magie,** 1861, 2 vol. in-8 avec 24 figures, 18 fr.; par la poste, 20 fr.

— **Histoire de la magie avec une exposition claire et précise de ses procédés, de ses rites et de ses mystères,** 1860, 1 vol. in-8, avec 90 figures, 12 fr.; par la poste, 14 fr.

— **La clef des grands mystères,** suivant Hénoch, Abraham, Hermès, Trismégiste et Salomon, 1864, 1 vol. in-18 avec 22 planches, 12 fr.; par la poste, 14 fr.

ESPINOUSE (Doct.) **Du zoomagnétisme,** son existence, son utilité en médecine, rendues indiscutables par les faits, 1879, in-8, 2 fr.; par la poste, 2 fr. 50.

CH. LAFONTAINE. **Mémoires d'un magnétiseur,** 2 vol. gr. in-18, 7 fr.; par la poste, 8 fr. 50.

— **L'art du magnétisme,** 4e édition, 1880, in-8, 5 fr.; par la poste, 6 fr.

J.-J.-A. RICARD. **Lettres d'un Magnétiseur,** 1866, in-12, 1 fr.; par la poste, 1 fr. 40.

59

www.ingramcontent.com/pod-product-compliance
Ingram Content Group UK Ltd.
Pitfield, Milton Keynes, MK11 3LW, UK
UKHW020409250726
13967UKWH00006B/2554